AF319389

STOMATITE ULCÉREUSE

DES SOLDATS

RELATION D'UNE ÉPIDÉMIE

MÉMOIRE COURONNÉ PAR L'ACADÉMIE DE MÉDECINE — MÉDAILLE D'ARGENT

(Séance du 17 mars 1874.)

PAR

J.-B. FEUVRIER

DOCTEUR EN MÉDECINE

MÉDECIN MAJOR DE L'ARMÉE FRANÇAISE

EN MISSION AUPRÈS DE

S. A. LE PRINCE DU MONTÉNÉGRO

COMMANDEUR DE L'ORDRE DE L'INDÉPENDANCE DU MONTÉNÉGRO

PARIS

G. MASSON, ÉDITEUR

LIBRAIRE DE L'ACADÉMIE DE MÉDECINE

17, Place de l'École-de-Médecine, 17

1875

STOMATITE ULCÉREUSE

DES SOLDATS

CLICHY. — IMPR. PAUL DUPONT, 12, RUE DU BAC-D'ASNIÈRES.

STOMATITE ULCÉREUSE

DES SOLDATS

RELATION D'UNE ÉPIDÉMIE

MÉMOIRE COURONNÉ PAR L'ACADÉMIE DE MÉDECINE — MÉDAILLE D'ARGENT

(Séance du 17 mars 1874.)

PAR

J.-B. FEUVRIER

DOCTEUR EN MÉDECINE

MÉDECIN-MAJOR DE L'ARMÉE FRANÇAISE

EN MISSION AUPRÈS DE

S. A. LE PRINCE DU MONTÉNÉGRO

COMMANDEUR DE L'ORDRE DE L'INDÉPENDANCE DU MONTÉNÉGRO

Vidi, scripsi.

PARIS

G. MASSON, ÉDITEUR

LIBRAIRE DE L'ACADÉMIE DE MÉDECINE

17, Place de l'École-de-Médecine, 17

1875

A MONSIEUR LE BARON

HIPPOLYTE LARREY

EX-PRÉSIDENT DU CONSEIL DE SANTÉ DES ARMÉES,
MEMBRE LIBRE DE L'ACADÉMIE DES SCIENCES,
MEMBRE DE L'ACADÉMIE DE MÉDECINE,
GRAND OFFICIER DE LA LÉGION D'HONNEUR, ETC.

Monsieur le baron,

Quand j'ai eu l'honneur de déposer entre vos mains, à votre dernière inspection médicale, en 1872, le manuscrit de ce modeste travail, je ne pensais pas qu'il dût jamais sortir des archives du Conseil de santé. C'est vous, monsieur le baron, qui l'avez jugé digne d'être présenté à l'Académie de médecine, où il a été l'objet d'une récompense; c'est donc à vous que je suis redevable d'un honneur aussi inattendu.

Permettez-moi de vous en donner ici le témoignage public de ma reconnaissance.

J.-B. FEUVRIER.

Cettigné, 6 juillet 1874.

AVANT-PROPOS.

Les premières descriptions d'épidémies de stomatite ulcéreuse datent du commencement du siècle et sont dues à des médecins militaires, parmi lesquels nous citerons, comme les plus illustres, Larrey et Desgenettes. Plus tard sont venus Caffort, Payen et Gourdon, Léonard, Malapert, Brée, également médecins militaires. De là, sans doute, l'habitude de considérer cette affection comme propre à la carrière des armes.

Bergeron a eu l'idée de comparer la stomatite ulcéreuse des soldats à la stomatite des enfants, et a été amené à conclure qu'elle peut se rencontrer partout, chez les adultes comme chez les enfants, surtout s'ils se trouvent sous l'influence des conditions hygiéniques au milieu desquelles vit le soldat. Il s'est efforcé de démontrer que cette affection n'est autre que ce qui a été décrit par divers auteurs sous les noms de *stomacace, gangrène scorbutique des gencives, érosion gangréneuse des joues, stomatite gangréneuse, stomatite diphthéritique, stomatite ulcéro-membraneuse.* Cependant, d'après Bergeron lui-même, la stomatite ulcéreuse des soldats n'est ni une affection gangréneuse, ni une diphthérite, ni un scorbut.

Pour nous, à qui il n'a été donné d'observer la stomatite que chez le soldat, nous ne sortirons pas du cadre de nos observations : nous nous en tiendrons à l'épidémie qui s'est déroulée sous nos yeux. Ayant fait notre possible pour bien voir, nous mettrons toute notre application à rapporter fidèlement ce que nous avons vu, sans oublier les judicieux travaux de nos prédécesseurs.

I

RAPPORT DE L'ÉPIDÉMIE AVEC LA CONSTITUTION ATMOSPHÉRIQUE

L'épidémie de stomatite ulcéreuse qui a sévi sur le dépôt du 69ᵉ de ligne a commencé dans la dernière quinzaine de juillet. Les registres des malades à la chambre, à l'infirmerie et à l'hôpital en signalent : deux cas au mois de mars, 2 et 8 mars ; deux cas au mois de mai, 1 et 29 mai ; trois cas au mois de juin, 15, 16 et 24 juin ; enfin deux cas du 1ᵉʳ au 20 juillet, 8 et 10 juillet. Du 21 au 31 juillet onze cas se présentent : c'est bien là le commencement de l'épidémie que nous avons pu suivre dès le 28 juillet, date à laquelle nous avons été chargé, par intérim, du service médical du dépôt du 69ᵉ, en garnison à Auxerre.

Cette épidémie a débuté pendant des jours de pluie assez suivis, succédant à de fortes chaleurs : il a plu les 25, 27, 28, 29 juillet, et les 1, 3, 4, 5 août; la chaleur avait été grande les premiers jours de juillet.

A part les 17, 19 et 20, jours de pluie, il a fait très-chaud du 6 au 31 août. Pendant ce mois, les cas de stomatite ulcéreuse se répartissent assez régulièrement, et chaque jour amène à peu près le même nombre de malades.

Trente-quatre cas ont été observés, en août, sur un effectif moyen de 1,369 hommes.

Dans le mois de septembre, la coïncidence des recrudescences avec les jours de pluie est très-remarquable :

Du 1er au 9 il pleut 4 jours (2, 3, 4, 9). . . 14 cas se présentent.
Du 10 au 19 il pleut 1 jour (12). 3   id.
Du 20 au 30 il pleut 7 jours (20, 21, 24, 25, 26, ·
   28, 30). 15   id.

Trente-deux cas ont été observés, en septembre, sur un effectif moyen de 1,320 hommes du 1er au 7, et de 740 hommes du 8 au 30.

Même coïncidence pour le mois d'octobre :

Du 1er au 14 il pleut 8 jours (1, 2, 3, 4, 8, 9, 10, 12). 26 cas se présentent.
Du 15 au 31 il pleut 2 jours (21, 22). . . . . . 10 cas se présentent.

Trente-six cas ont été observés, en octobre, sur un effectif moyen de 789 hommes. C'est le mois où l'épidémie a eu sa plus grande intensité, surtout dans la première quinzaine. .

Les mois de novembre et de décembre ne donnent lieu à aucune observation particulière. L'épidémie diminue considérablement d'activité en novembre, où le chiffre des malades tombe à 17, sur un effectif moyen de 843 hommes, pour s'éteindre vers la fin de décembre, mois qui n'a donné que 15 cas de stomatite sur un effectif moyen de 906 hommes.

Le 21 décembre marque réellement la fin de cette épidémie, qui a duré cinq mois et fourni à notre observation personnelle environ 140 (1) malades, parmi lesquels 134 (2) servent de base à notre travail.

Il s'est encore présenté quatre cas en janvier,

(1) Dans le courant de l'épidémie, il s'est présenté, presque toujours sur de vieux soldats, une vingtaine de cas de *pyorrhée alvéolo-dentaire*; pensant que cette affection était la principale cause de la légère ulcération du bord libre des gencives, qui souvent l'accompagnait, nous ne les avons pas comptés parmi les cas de stomatite ulcéreuse, malgré les rapports qu'ils devaient avoir avec l'épidémie.

(2) Des tableaux synoptiques de ces 134 observations se trouvent à l'Académie de médecine.

— 1, 2, 10 et 20 janvier, — et deux cas en février, — 1 et 4 février; — mais la période épidémique est bien tranchée dans cette série de douze mois :

Du 1er mars au 20 juillet 1871, période endémique de la maladie . . . . 9 cas.
Du 21 juillet au 31 décembre 1871, période épidémique.. 145 cas.
Du 1er janvier au 29 février 1872, période endémique nouvelle . . . . 6 cas.

II

ÉTIOLOGIE

La stomatite ulcéreuse épidémique que nous avons observée est née, sans aucun doute pour nous, sous l'influence de l'encombrement.

Que les soldats y aient été préparés par les privations de la captivité ou les souffrances d'une campagne d'hiver des plus pénibles, c'est possible, — et encore jusqu'à un certain point; car, grâce à une bonne nourriture et à un service facile et peu fatigant, la santé première est assez vite revenue chez eux; — mais la cause principale, pour ne pas dire unique, de production a été l'encombrement. La contagion a ensuite propagé la maladie.

Il nous est facile de donner des preuves de ce que nous avançons.

Deux compagnies ont été logées en ville dès les premiers jours de septembre, depuis le 8, date de la formation du bataillon de dépôt,

4ᵉ bataillon; or, le nombre d'hommes atteints de stomatite dans ces deux compagnies, comparé à celui des compagnies restées à la caserne, sera, quand nous saurons qu'il y a eu encombrement dans cette caserne, une preuve suffisante, pouvant même se passer de commentaires.

Voici, dans le tableau suivant, le résultat du cubage des chambres de la caserne. Ces chambres sont rangées d'après l'ordre des compagnies, afin de faire voir en même temps le nombre d'hommes atteints dans chacune de ces dernières. depuis le 8 septembre.

Avant cette date il y avait bien des militaires en ville : la première et la deuxième compagnie du premier bataillon logeaient dans un moulin loué pour cet usage. Les hommes de ces compagnies étaient mal couchés, sur de la paille et sans autre objet de literie qu'une couverture de campement, mais les chambres étaient vastes et les conditions d'aération bonnes : c'est, à n'en pas douter, pour ce motif que du 1ᵉʳ août au 7 septembre elles n'ont eu que cinq malades sur un total de quarante-cinq.

NUMÉRO des compagnies.	ÉTAGE.	NUMÉRO des chambres.	NOMBRE de fenêtres.	CAPACITÉ.	MOYENNES d'hommes par chambre à partir du 8 septembre.	MÈTRES CUBES d'air par homme.	HOMMES atteints par compagnie depuis le 8 septembre.
1re	Rez-de-chaussée	7	3	249,860	23	10,870	16
	»	8	1	30,044	4	7,511	
	»	9	0	99,470	9	11,052	
	»	9	1	155,426	17	9,200	
	»	9	3	156,426	17	9,200	
	1er	20	4	233,740	24	9,740	
	1er	22	1	172,550	17	10,150	
	1er	23	1	105,154	16	5,959	
2e	Rez-de-chaussée	4	8	534,240	30	17,808	15
	1er	24	3	152,830	24	6,370	
	1er	25	2	131,626	9	14,623	
	2e	35	4	61,425	16	4,810	
	2e	37	1	178,500	17	10,500	
	2e	38	4	415,392	28	14,800	
	3e	39	2	89,600	7	12,800	
3e	1er	6	3	156,800	14	11,230	15
	1er	7	12	554,480	52	10,850	
	1er	7	4	151,200	13	11,600	
	2e	9	3	140,000	13	10,770	
	2e	10	12	504,000	50	10,080	
6e	2·	11	4	135,000	20	6,730	22
	3e	12	2	135,000	18	7,500	
	3e	13	8	420,000	61	6,980	
	3e	14	4	108,000	16	6,750	
Hors-rang.	Rez-de-chaussée	Atelier.	5	180,000	32	5,500	8 (1)
	»	»	4	120,000	28	4,285	
	2e	Chambre.	4	190,430	17	11,200	
	2e	»	6	413,410	20	20,672	
4e	Logée chez l'habitant............						7
5e	Id.........						5 (2)

(1) Ce chiffre n'est fourni que par une moyenne d'environ 40 hommes; dans les ateliers, il en vient travailler des autres compagnies.
(2) Le militaire qui nous sert d'infirmier serait à ajouter à ce chiffre, s'il n'avait toujours couché à la caserne.

Disons d'abord que les chambres n'ont pas de ventilateurs artificiels, pas de cheminées, et que l'air ne peut par conséquent s'y renouveler que par les portes et les fenêtres : c'est-à-dire qu'en hiver, où l'on ouvre le moins possible les fenêtres, en assez petit nombre déjà, l'air des chambres ne se renouvelle guère que par les allées et venues ; ajoutons ensuite qu'avant le départ de 656 hommes pour les bataillons actifs, le 7 septembre, le nombre d'hommes par chambre était encore plus considérable, et il sera difficile de mettre en doute. l'encombrement et de ne pas le placer au moins en première ligne parmi les causes qui ont produit l'épidémie.

Et puis, par la suite, la 6ᵉ compagnie, la plus serrée dans ses chambres, n'a-t-elle pas le plus grand nombre de malades? Elle a, du 8 septembre au 31 décembre, le cinquième de son effectif malade ; la compagnie hors-rang en a le cinquième aussi, évidemment à cause de l'encombrement dans les ateliers ; la 1ʳᵉ compagnie en a le huitième ; la 2ᵉ, le neuvième ; la 3ᵉ, le dixième ; tandis que la 4ᵉ n'en a que le vingtième, et la 5ᵉ, la vingt-quatrième partie seulement. Ainsi, les deux compagnies qui sont à la caserne dans les plus mauvaises conditions d'aération ont la plus forte proportion de malades ; trois autres, qui y sont dans de moins mauvaises conditions, ont cette proportion plus faible ; enfin, dans les deux compagnies logées chez l'habitant, cette proportion n'est plus à comparer aux autres. Ces chiffres sont significatifs.

Des jours de pluie succédant à des chaleurs ont été manifestement favorables au développement de la maladie. Du reste, nous avons vu précédemment que le caractère épidémique de la stomatite ulcéreuse s'est bien dessiné, après les fortes chaleurs des vingt premiers jours de juillet, pendant les pluies de la fin du mois, et que chaque recrudescence est survenue dans les mêmes conditions en septembre et en octobre.

Quel a été le mode de transmission ? Est-ce par contact, est-ce par infection miasmatique que la stomatite s'est propagée ? Des deux façons probablement. Pourtant, nous devons avouer que, malgré tous les soins que nous avons pris d'interroger les militaires à ce sujet, nous n'avons pu découvrir un seul cas où le mal se soit donné par contact. Il est vrai que dès

BIBLIOTHÈQUE

2

le début nous avions fait recommander aux hommes de ne pas se servir des cuillères, fourchettes, gobelets et bidons des malades, ce qui a dû être observé.

Nous aurions voulu pouvoir isoler les soldats atteints, il nous eût peut-être été plus facile alors de suivre la contagion ; mais l'absence de chambres dans la caserne et l'exiguïté de l'infirmerie nous en ont empêché. Il eût été, d'un autre côté, trop coûteux de les envoyer à l'hôpital, où du reste les salles qui leur sont affectées — c'est un hôpital civil — n'auraient pu les contenir. C'est ainsi que, malgré nous, à peu près tous ces malades sont restés dans leur chambre respective.

Bien que nous n'ayons de preuves à l'appui, nous croyons donc que les deux modes de propagation, par contact et par infection miasmatique, ont dû également agir. Nous n'avons pas de preuve évidente de transmission par contact, c'est vrai ; mais les hommes logés en ville n'ont dû prendre que de la sorte le mal de leurs camarades de la caserne, avec lesquels ils se trouvaient en rapport, surtout à l'heure des repas. Nous nous sommes assuré qu'ils n'ont rien donné là où ils habitaient.

L'âge, les aliments, les boissons, les fatigues du service, l'usage du tabac, le temps de service, ont été indiqués comme autant de causes prédisposant à la stomatite ulcéreuse.

Les militaires du dépôt sont tous à peu près de même âge (21 à 26 ans), de même constitution, et ne diffèrent guère que par le tempérament ; or, c'est le tempérament lymphatique qui a payé le tribut le plus large à l'épidémie. Nous ne pouvons attribuer la moindre influence à l'âge.

Depuis leur retour de captivité, nos soldats ont toujours été bien nourris, et si la nourriture a eu une influence quelconque, ce ne peut être que par son uniformité. D'un autre côté, l'eau de la caserne est bonne et remplit toutes les conditions d'une eau potable.

Le service n'a pas non plus été fatigant. Il a été plutôt pour les militaires un exercice salutaire, plus utile que nuisible, en ce sens surtout qu'il les a fait sortir de leurs chambres, où ils ont trop de tendance à rester.

Nous ne croyons pas, d'après nos observations, que l'usage du tabac ait pu produire la stomatite ulcéreuse ou même y prédisposer, et notre croyance est d'autant plus fondée que nos recherches à ce sujet ont été très-minutieuses ; car, au début de l'épidémie, nous n'étions pas éloigné de voir une cause du mal dans l'usage du tabac. Mais ce que nous avons pu constater, c'est la fâcheuse influence de cet usage sur la durée de l'affection. Bon nombre de malades, qui une fois atteints se sont privés de fumer, ont guéri assez rapidement, tandis que nous avons des exemples de stomatites, même légères, entretenues par l'usage du tabac.

Le n° 107 de nos observations, atteint d'ulcération pariétale, chiquant ordinairement, a cessé de le faire pendant son traitement et a guéri en 8 jours, alors que le n° 126, qui n'a cessé de chiquer, n'a guéri qu'en 17 jours d'une gingivite double antérieure légère. Ce sont les deux seuls cas observés usant du tabac de cette façon. Le n° 19, qui a toujours fumé, a vu une gingivite double antérieure de peu d'étendue durer d'abord 8 jours, puis, sans disparaître même complétement, revenir avec des phénomènes inflammatoires considérables pour ne guérir qu'en 19 jours. Le n° 26, — gingivite double droite avec ulcération pariétale du même côté, — et les nos 106 et 109, — gingivites doubles antérieures, — pour le même motif que le précédent, n'ont guéri, le premier qu'en 27 jours, le second en 24 et le troisième en 25. Le n° 29 au contraire, un fort fumeur aussi, et plus malade que les quatre précédents, — gingivite générale, ulcération pariétale des deux côtés avec rougeur de toute la muqueuse, — ayant mis de côté le tabac, a guéri en 7 jours.

Nous pourrions multiplier les exemples où le tabac a contrarié le traitement, et peut-être même en tirer cette conclusion : que l'usage du tabac a été la cause principale des recrudescences, en entretenant une certaine rougeur inflammatoire de la muqueuse buccale au moins à l'endroit qui venait d'être malade.

Nous avons douze observations d'hommes n'ayant jamais fumé, proportion assez forte quand on sait qu'à peu près tous nos militaires fument ; chez tous on peut remarquer la courte durée de l'affection. Ainsi, sur dix atteints d'ulcération simple des gencives, la durée moyenne a été de moins de 4 jours ; le onzième, atteint de gingivite et d'ulcération pariétale droites, a guéri en 8 jours, et le douzième, atteint d'ulcération intermaxillaire droite, a guéri en 9 jours.

Quant au temps de service, après avoir pris connaissance de la date de l'incorporation, nous nous sommes assuré que nos malades avaient :

3 — 1 mois de service	13 — 13 mois de service.	10 — 2 ans de service.
2 — 2 id.	18 — 14 id.	10 — 3 id.
1 — 6 id.	5 — 15 id.	18 — 4 id.
1 — 7 id.	2 — 16 id.	1 — 7 id.
3 — 9 id.	1 — 18 id.	2 — 8 id.
14 — 10 id.	1 — 21 id.	1 — 10 id.
7 — 11 id.	5 — 22 id.	1 — 12 id.
10 — 12 id.	5 — 23 id.	....

Le plus grand nombre avait donc de 10 à 15 mois ou de 2 à 4 ans de service, les premiers n'étant pas précisément de tout jeunes soldats et les seconds étant des militaires entièrement faits au métier.

D'après ces chiffres, sachant surtout que la proportion d'hommes ayant moins de deux ans de présence est de beaucoup la plus forte au dépôt, il est facile de voir que l'épidémie n'a pas respecté les années de service et de penser avec nous, malgré l'opinion contraire de la plupart des auteurs, que la stomatite ulcéreuse n'a pas une préférence aussi marquée qu'on a voulu le dire pour les soldats nouvellement incorporés.

Pour ce qui est des grades, à l'exception de cinq caporaux, tous les malades sont soldats de 1re ou de 2e classe. Il est donc à remarquer que les sous-officiers, qui n'habitent pas les mêmes chambres et se trouvent dans de meilleures conditions d'hygiène, n'ont pas donné prise à la maladie.

III

SYMPTOMES, MARCHE, TERMINAISON

S'il s'était rencontré quelques cas bien avérés de transmission par contact, nous aurions pu nous faire une idée du temps d'incubation de la stomatite ulcéreuse; comme nous n'en avons pas observé un seul, et faute d'autres renseignements assez précis, nous sommes sur ce point condamné au silence.

Il en est à peu près de même des phénomènes prodromiques : nous avons, les concernant, des données qui ne nous permettent guère de les bien préciser.

Il semble que pour le plus grand nombre des malades l'ulcération soit venue d'emblée. Quelques-uns pourtant se rappelaient très-bien que, pendant un, deux ou trois jours au plus avant l'apparition de l'ulcération, ils avaient eu mauvaise bouche, les gencives tuméfiées, rouges, saignant facilement; d'autres, en même temps qu'une vive chaleur sur une paroi de la bouche, avaient ressenti une douleur d'oreille du même côté, signes précurseurs d'une ulcération pariétale ; d'autres enfin avaient éprouvé un mal de gorge, ce qu'ils appelaient de la sécheresse dans la gorge, et 24 ou 48 heures après avait paru une ulcération intermaxillaire. Voilà ce que nous avons pu recueillir.

Tous nos malades, un seul excepté, se sont présentés à notre visite avec l'ulcération caractéristique, et, nous le répétons, ne faisant pour la plupart remonter leur mal qu'à elle, c'est-à-dire à environ 36 heures. Ce cas qui fait exception est le 98e. Deux jours avant l'ulcération ce malade a été pris, dans la nuit, de fièvre intense avec céphalalgie et envies de vomir, et d'une très-grande douleur à la joue droite. C'est dans cet état qu'il s'est présenté à notre visite le matin même, à huit heures. L'examen de la bouche nous a fait constater une injection considérable de la muqueuse de la joue droite et rien autre chose, si ce n'est que la langue était chargée et sèche. Nous avons ordonné un éméto-cathartique qui a été immédiatement pris. Le lendemain l'embarras gastrique avait à peu près disparu ; la fièvre était moindre, et la céphalalgie avait fait place à une douleur dans l'oreille droite; les ganglions sous-maxillaires droits étaient engorgés et douloureux; la rougeur de la muqueuse buccale était limitée à une plaque ovale, large de trois centimètres sur une hauteur de deux, d'une teinte rouge très-accentuée, mais uniforme. Le soir de ce jour, même état; douleur de la joue et de l'oreille intense, ne laissant aucun repos. A la visite suivante, une ulcération grande comme une pièce de vingt centimes se trouvait au centre de la plaque rouge; elle s'était produite, selon toute probabilité, vers le milieu de la nuit, le malade n'ayant pu dormir qu'à partir de ce moment. Il ne restait des phénomènes précédents que l'engorgement ganglionnaire, la douleur d'oreille et celle au niveau de l'ulcération, celle-ci moins vive que la veille.

Ce malade s'est présenté à nous dans les meilleures conditions pour nous permettre de bien observer comment l'ulcération succède à la congestion, et si en un mot, comme on l'a dit, il y a une pustule intermédiaire à la congestion et à l'ulcération de la muqueuse buccale. Nous l'avons suivi avec l'attention la plus minutieuse et nous n'avons rien vu de semblable. D'après ce fait unique nous nous garderons bien de nier l'existence de la pustule initiale, mais nous répéterons qu'une observation des plus attentives ne nous a rien fait découvrir.

On vient de voir, avec l'apparition de l'ulcération, cesser les troubles généraux : ce doit être la règle, car nous n'avons eu que fort rarement à les constater.

Il ne nous a pas été donné d'observer cette injection générale de la bouche qui quelquefois précède, paraît-il, l'ulcération, puisque nos malades, un seul excepté, ne se sont jamais présentés que la muqueuse déjà ulcérée. Par contre, pendant le cours de la maladie, nous avons trois exemples, — observations 29, 40 et 77, — de rougeur générale de la muqueuse buccale accompagnant le travail d'ulcération ; dans tous les autres cas la rougeur, limitée à une faible étendue autour de l'ulcération, formait un cercle qui, il est vrai, a été constant.

Les ulcérations se sont présentées, par ordre de fréquence, comme il suit :

1° Ulcérations des gencives, seules ou avec d'autres lésions.. 121
    a   Gingivites antérieures doubles. . . . . 44 ⎫
               id.   inférieures. . . . . 15 ⎬ 63
               id.   supérieures. . . . . . . 4 ⎭
    b   Gingivites gauches inférieures. . . . . . 16 ⎫
               id.   doubles.. . . . . 12 ⎬ 31
               id.   supérieures. . . . . . . 3 ⎭

D'après ces chiffres, l'ulcération, qui est le signe caractéristique de la stomatite ulcéreuse, a son siége le plus ordinaire aux gencives, que les gencives soient seules atteintes ou qu'elles le soient en même temps que d'autres points de la muqueuse buccale. On est très-tenté d'en voir l'unique cause dans la malpropreté et la présence du tartre dentaire. Que l'influence de ces deux causes y soit pour quelque chose, c'est possible; mais elle n'explique pas suffisamment cette fréquence de l'ulcération des gencives pour nous qui, par la visite des bouches pendant l'épidémie, avons forcé les militaires à se nettoyer fréquemment les dents. En effet, que ce soit par crainte du mal ou par crainte de la salle de police s'ils se présentaient à notre visite les dents malpropres, nous pouvons affirmer que nos soldats ont veillé à la propreté de leur bouche, au moins pendant la durée de l'épidémie, et qu'ils se sont enfin servis, contrairement il est vrai à leur habitude, de leur brosse à dents. Ils ont employé comme dentifrice, d'après notre recommandation, de la poudre de charbon de bois.

Un autre fait qui viendrait, lui, aussi, combattre cette façon de voir serait la plus grande fréquence de l'ulcération au niveau des incisives et des canines qu'au niveau des molaires de l'un ou de l'autre côté : 63 gingivites antérieures pour 31 gingivites gauches et 25 droites. Cependant les dents de devant sont plus faciles à tenir propres que les grosses molaires du fond de la bouche, et, quant à nous, nous avons pu souvent constater que pour nos soldats se nettoyer la bouche ne consistait que trop à avoir blanches les dents de devant, ce qui n'empêche, nous le répétons, que les gingivites antérieures ont été les plus communes. Il nous semble donc qu'il doit y avoir, avec la malpropreté, une autre cause à invoquer pour expliquer la fréquence de l'ulcération des gencives.

Le tableau précédent nous apprend en outre : que les gencives inférieures sont plus souvent atteintes que les supérieures, et qu'inférieures et supérieures le sont rarement dans toute leur étendue; que les parois de la bouche ont été plus souvent ulcérées à droite qu'à gauche, le contraire s'étant présenté pour le pli intermaxillaire, et, dans l'un et l'autre cas, l'ulcération des deux côtés à la fois ayant été l'exception; qu'il y a eu quatre ulcérations labiales inférieures pour une supérieure; qu'enfin nous n'avons eu que deux cas d'ulcération de la voûte du palais, deux des bords de la langue, et un seul d'une amygdale, de l'amygdale droite. Mais ce qui ressort surtout de ce tableau, c'est que la stomatite a atteint tantôt un côté de la bouche, tantôt l'autre, très-rarement les deux à la fois.

Parlerons-nous de l'ulcération et de ses différences forcées d'aspect suivant la partie de muqueuse qui en est le siége? Nous ne ferons guère que répéter ce qui a déjà été écrit, nos observations ne nous ayant là-dessus fourni rien de nouveau, rien qui soit digne de remarque : aussi, n'en dirons-nous que quelques mots.

« L'ulcération, d'abord circonscrite, superficielle, et souvent masquée par une plaque molle, jaune, d'apparence pseudo-membraneuse, s'étend rapidement en surface et en profondeur ; puis, tantôt elle se recouvre d'une bouillie grisâtre et comme plâtreuse, — c'est ce qui a constamment lieu aux gencives ; — tantôt, ainsi qu'on l'observe à la face interne des joues et aux amygdales, ses bords tuméfiés circonscrivent une lame plus ou moins épaisse d'un tissu jaune, résistant, quelquefois ponctué de taches ecchymotiques, toujours adhérent par son centre et baignant dans un liquide sanieux, mélange de pus et de sang, dont la consistance et la couleur varient avec la proportion relative de ces deux éléments. — E. J. BERGERON. »

Aux gencives, l'ulcération est le plus souvent linéaire ; elle en suit le bord libre, qui se trouve irrégulièrement découpé dans une plus ou moins grande étendue. Il est rare que cette ulcération s'étale sur la gencive, et plus rare encore qu'elle gagne le repli gingivo-labial.

Les ulcérations des parois sont généralement ovales d'avant en arrière, de deux centimètres sur un en moyenne ; leur place ordinaire est au niveau de la rencontre des arcades dentaires. Ces ulcérations, à bords très-saillants, sont de toutes les plus profondes.

Dans l'espace intermaxillaire, les ulcérations, très-irrégulières, n'offrent de particulier que l'inégalité de leur surface, résultat du froissement produit par la mastication.

Les ulcérations des lèvres et celles de la voûte palatine ressemblent beaucoup à celles des parois, si ce n'est qu'elles sont de forme plus arrondie, et que les dernières, celles de la voûte, sont plus superficielles et à bords à peine saillants.

Sur la muqueuse linguale, les ulcérations sont petites et peu profondes ; nous ne les avons jamais observées seules. Il en est de même de notre unique cas d'ulcération d'une amygdale : il y avait en même temps une gingivite antérieure double. Cette ulcération, dont nous n'avons pas vu le début et qui a guéri très-rapidement, bien avant la gingivite, était superficielle et accompagnée d'une inflammation de l'amygdale insignifiante.

L'ulcération de la stomatite ulcéreuse, quelle que soit sa place sur la muqueuse buccale, ou bien marche franchement à la guérison, ou bien passe à l'état chronique. Dans le premier cas on voit le fond grisâtre devenir rouge, granuleux, donner du pus de bonne nature, et, en même temps que les bords saillants des ulcérations profondes s'affaissent et que la teinte rouge de la muqueuse disparaît, la cicatrisation se forme. Dans le cas au contraire où la stomatite passe à l'état chronique, on observe les phénomènes suivants :

« Aux gencives, l'ulcération et le tissu sur lequel elle repose deviennent blafards et le produit de sécrétion peu abondant; à la face interne des joues, la muqueuse pâlit, l'ulcération conserve une nuance grisâtre, ses bords restent saillants, le tissu sous-jacent s'indure et prend quelquefois un aspect nacré. Peu à peu cependant la cicatrisation s'opère comme dans la forme aiguë, mais en laissant une saillie dure et mamelonnée dont le relief se fait sentir longtemps à la surface de la muqueuse.

« Dans quelques cas, au moment où la marche du travail de cicatrisation semble annoncer une guérison prochaine, tout à coup l'ulcération s'agrandit de nouveau aux dépens de la muqueuse indurée, les douleurs reparaissent, le ptyalisme recommence, en un mot la stomatite ulcéreuse se reproduit avec tous les caractères de la forme aiguë, et alors, tantôt elle se termine dans l'espace de quelques jours, tantôt elle reprend encore une fois les allures de la forme chronique, qui peut durer des mois entiers et subir ainsi à plusieurs reprises une nouvelle poussée inflammatoire. — E. J. BERGERON. »

Comme l'auteur que nous venons de citer, nous avons pu nous assurer que les nouvelles atteintes du mal sont de simples rechutes qu'on a dû trop souvent prendre pour des récidives. Ces recrudescences ont été assez fréquentes pendant le cours de l'épidémie, tandis que s'il y a eu un cas de récidive ce ne peut être que celui de notre malade n° 4. Ce malade, guéri le 8 septembre, après 34 jours de traitement, d'une ulcération pariétale droite, est repris le 19 novembre, plus de deux mois après, d'une ulcération à la même place il est vrai, mais en même temps d'une ulcération intermaxillaire droite. Nous devons ajouter qu'il a eu une légère gingivite inférieure droite du 7 au 12 octobre, en sorte que dans notre esprit même la certitude d'une récidive est loin d'être établie.

En même temps que le travail d'ulcération se fait les ganglions sous-maxillaires s'engorgent et très-souvent deviennent douloureux, la salive est sécrétée plus abondamment et l'haleine devient fétide, repoussante. Ces symptômes sont constants, nous les avons toujours observés, seulement avec une plus ou moins grande intensité. L'ulcération est aussi généralement très-douloureuse, surtout au début et au moindre attouchement. La salivation, la fétidité de l'haleine et la douleur disparaissent pour bien dire toujours — la douleur fait quelquefois exception — avec l'ulcération; l'engorgement ganglionnaire seul persiste quelque temps après la cicatrisation.

Nous n'avons pas de données assez précises pour établir la durée moyenne de la stomatite ulcéreuse, n'ayant jamais pu obtenir des malades que des réponses très-vagues sur l'origine de leur mal. La seule date dont nous croyons être sûr est celle de l'ulcération, qu'il nous a presque toujours été donné de constater environ trente-six heures après son apparition, — bon nombre de gingivites font pourtant exception; — mais, quant à d'autres renseignements sur le début de l'affection, nous n'en avons pas de certains, malgré tous nos soins à les rechercher, et il sera difficile d'en avoir jamais à cause du peu de gravité, en général, des phénomènes prodromiques, qui passent le plus souvent inaperçus aux yeux mêmes du malade.

IV

La base du traitement a toujours été le chlorate de potasse à la dose de 4 à 6 grammes donnés en deux fois, moitié le matin et moitié le soir. Nous l'avons administré en solution et à l'état de sel : dans l'un et l'autre cas le résultat ne s'est pas fait longtemps attendre ; mais l'heureux effet sur les gingivites de cette dernière façon de le prendre est à signaler. Nous donnions des cristaux de chlorate de potasse au malade, qui, à dire vrai, toute la journée en avait dans la bouche ; il les mâchait, puis promenait sur les gencives, avant de l'avaler, la salive chargée du sel. Il est certain qu'on faisait ainsi saigner les gencives, mais c'était là un petit inconvénient à côté des avantages à obtenir. Un effet immédiat, mécanique, était produit par ces cristaux mâchés de la sorte : le nettoyage des dents et de l'ucération, sur laquelle la sanie purulente n'avait pas le temps de séjourner. Enfin, le dépôt sur la gencive ulcérée de salive chargée de sel, ou même de petits cristaux dont l'action médicamenteuse se faisait sentir insensiblement et d'une façon continue, ajoutait son effet, consistant en une action toute locale, à l'action générale du chlorate de potasse dissous dans la salive et avalé.

La durée moyenne du traitement des gingivites a été la plus courte, contrairement à ce qui a été observé jusqu'à présent : nous devons ce résultat, croyons-nous, en grande partie à la manière d'administrer le chlorate de potasse dont nous venons de parler. Nous disons en grande partie, car le très-grand état de propreté des dents que nous exigions des malades y est aussi pour quelque chose. De plus, chaque matin à la visite, aussi loin que pouvait aller entre la gencive et la dent la pointe d'un bistouri ou d'un morceau de bois taillé à cet effet, dents et ulcérations étaient entièrement débarrassées de ce qui les recouvrait, et ce n'était qu'après avoir fait cette opération, essentielle selon nous, qu'on touchait l'ulcération avec un topique. Nous avons employé comme topique le nitrate d'argent, l'acide chlorhydrique, la teinture d'iode, le chlorure de chaux en poudre. Aucun de ces agents ne nous ayant paru modifier le mal d'une façon remarquable, nous nous sommes arrêté au plus inoffensif, au chlorure de chaux, réservant le nitrate d'argent pour toucher, quand il y avait lieu, les bourgeons charnus au moment de la cicatrisation.

Il est vrai qu'une autre considération nous a poussé à ce choix. Comme nous attachions une très-grande importance à la propreté des dents et des gencives, il nous a semblé que cette pou-dre douce promenée avec le doigt sur les gen-cives était faite pour contribuer à entretenir cette propreté. Joignons à cela que le chlorure de chaux pouvait agir comme désinfectant ; mais nous croyons surtout au premier mode d'action, qui, on le voit, est tout mécanique.

Il nous est arrivé quelquefois, dans les cas où il y avait embarras gastrique, de commencer le traitement par un éméto-cathartique, mais ce n'a été qu'exceptionnellement : aussi n'en ti-rons-nous aucune conclusion au point de vue du traitement de la stomatite ; nous ne nous adressions du reste qu'à l'embarras gastrique.

Le vin de quinquina, donné dans des cas re-belles, a pu contribuer à la guérison.

Nous ne parlerons pas du régime, qu'il nous

a été impossible de changer. Les malades mangeaient comme leurs camarades de la caserne. Parfois, l'embarras gastrique au début, puis la douleur et l'anorexie pendant le travail d'ulcération, condamnaient à la diète, diète qui, à la vérité, durait un temps généralement très-court. Il arrivait encore que ceux atteints de gingivite étaient quelques jours sans manger de pain autrement que dans la soupe, pour éviter la douleur produite sur les gencives par la mastication. En somme, le régime, très-bon, sans contredit, des autres militaires est resté celui de nos malades.

La durée moyenne du traitement a été :

Ulcérations des gencives, sans autre lésion de la
   muqueuse.. . . . .   6 jours.
Ulcérations labiales. . . . . . id. . . . .   7 »
Ulcérations intermaxillaires. . id. . . . . 9 à 10 » (9,6).
Ulcérations pariétales. . . . . id. . . . . 11 à 12 » (11,16).
Ulcérations multiples. . . . . 19 à 20 » (19,4).

Nous avons eu des cas rebelles pour bien dire à tout traitement, ce qui a dû être, comme nous l'avons déjà relaté, principalement l'effet de l'influence fâcheuse du tabac, fumé ou chiqué, dont les malades n'avaient cessé de faire usage.

Deux malades cependant font exception. Chez l'un, le n° 12, par suite de recrudescences successives et de rechutes inexplicables, la stomatite a duré 4, 41 et 54 jours ; chez l'autre, le n° 98, une ulcération pariétale droite avec gingivite inférieure du même côté a duré 40 jours, la stomatite ayant passé à l'état chronique. Ces deux malades, fumant peu ordinairement, n'ont pas fumé pendant la durée de leur affection, et nous ne pouvons d'aucune manière expliquer l'inefficacité sur eux du traitement. Le vin de quinquina, qu'ils ont pris pendant plus d'un mois chacun, a-t-il amené la cicatrisation? Il faut le croire, puisqu'ils ne prenaient plus d'autre médicament, si ce n'est de temps en temps, pendant deux ou trois jours, du chlorate de potasse. N'oublions pas de faire remarquer qu'ils n'ont été guéris qu'à la fin de l'épidémie, le n° 98 le 30 novembre et le n° 12 le 30 décembre, c'est-à-dire alors que l'influence épidémique ne se faisait plus ou à peu près plus sentir.

Clichy. — Imprimerie Paul Dupont, rue du Bac-d'Asnières, 12 (1262, 10 4).

www.ingramcontent.com/pod-product-compliance
Ingram Content Group UK Ltd.
Pitfield, Milton Keynes, MK11 3LW, UK
UKHW021015120726
13693UKWH00005B/2000